AF384541

CÉRÉBROSCOPIE

DES

TUBERCULES DE LA RÉTINE

ET DE LA CHOROÏDE

RECONNUS A L'OPHTHALMOSCOPE

ET INDIQUANT LA TUBERCULOSE CÉRÉBRALE

PAR

E. BOUCHUT

Médecin de l'hôpital des Enfants-Malades, Professeur agrégé de la Faculté de médecine de Paris
Chevalier de la Légion d'honneur
de Saint-Maurice et Saint-Lazare, d'Isabelle la Catholique, etc.

Leçons professées à la Clinique de l'hôpital des Enfants-Malades.

PARIS

J.-B. BAILLIÈRE ET FILS

LIBRAIRES DE L'ACADÉMIE IMPÉRIALE DE MÉDECINE
rue Hautefeuille, 19, près le boulevard Saint-Germain

1869

OUVRAGES DE L'AUTEUR

TRAITÉ PRATIQUE DES MALADIES DES NOUVEAU-NÉS, DES ENFANTS A LA MAMELLLE ET DE LA SECONDE ENFANCE. *Cinquième édition*, corrigée et considérablement augmentée. Paris, 1867, 1 vol. in-8 de 1024 pages, avec 257 figures. *Ouvrage couronné par l'Institut de France.*

HYGIÈNE DE LA PREMIÈRE ENFANCE, comprenant la naissance, l'allaitement, le sevrage, les maladies pouvant amener un changement de nourrice, les maladies et la mortalité des nouveau-nés. *Cinquième édition*, Paris, 1866, 1 vol. in-18 jésus.

NOUVEAUX ÉLÉMENTS DE PATHOLOGIE GÉNÉRALE ET DE SÉMÉIOLOGIE. *Deuxième édition.* Paris, 1869, 1 vol. in-8 de VIII-1312 pages, avec 282 figures.

DE L'ÉTAT NERVEUX AIGU ET CHRONIQUE OU NERVOSISME, appelé névropathie aiguë cérébro-pneumogastrique, diathèse nerveuse, fièvre nerveuse, cachexie nerveuse, névropathie protéiforme, névropasmie et confondu avec les vapeurs, la surexcitabilité nerveuse, l'hystéricisme, l'hystérie, l'hypochondrie, l'anémie, la gastralgie, etc., *professé à la Faculté de médecine en 1857, et lu à l'Académie impériale de médecine, en 1858.* Paris, 1860, 1 vol. in-8 de XII-348 pages.

TRAITÉ DES SIGNES DE LA MORT, et des moyens de prévenir les enterrements prématurés. Paris, 1849, 1 vol. grand in-18, VI-408 pages. *Ouvrage couronné par l'Institut de France.*

LA VIE ET SES ATTRIBUTS, dans leurs rapports avec la philosophie, l'histoire naturelle et la médecine. Paris, 1862, 1 vol. in-18, 340 pages.

HISTOIRE DE LA MÉDECINE ET DES DOCTRINES MÉDICALES. Paris, 1864, 1 vol. in-8 de 540 pages.

DU DIAGNOSTIC DES MALADIES DU SYSTÈME NERVEUX PAR L'OPHTHALMOSCOPIE. Paris, 1865, 1 vol. in-8 avec atlas de 24 planches chromolithographiées. *Ouvrage couronné par l'Institut de France.*

DICTIONNAIRE DE THÉRAPEUTIQUE MÉDICALE ET CHIRURGICALE, par Bouchut et Després. Paris, 1866, 1 vol. in-8 de 1600 pages à 2 colonnes, avec 500 fig.

Imprimerie L. Toinon et Cie, à Saint-Germain.

DES

TUBERCULES DE LA RÉTINE

ET DE LA CHOROÏDE

On peut chaque jour apprécier, sur de nouveaux malades, combien est importante et vraie la loi de coïncidence que j'ai fait connaître relativement au rapport à établir *entre les maladies aiguës du cerveau et certaines lésions du nerf optique, de la rétine et de la choroïde.*

C'est là un de ces principes qui ouvrent à la science de nouveaux horizons, et il ne s'écoule pas de jours, dans ma clinique, où je ne puisse avec avantage constater dans l'œil les signes anatomiques de ce qui se passe dans le cerveau.

Il y a dans cette étude le point de départ d'une importante séméiologie du cerveau et de la moelle, dont les signes viennent s'ajouter aux autres symptômes des maladies cérébro-spinales.

La *Gazette des Hôpitaux* du 15 mai 1862 a publié mes premières recherches destinées surtout à prendre date, précaution qui n'était pas inutile ; depuis lors, en 1864, M. Racle les a résumées dans son *Traité de diagnostic,* et elles ont fait la base d'un *Traité d'ophthalmoscopie cérébro – spinale,* où se trouve le développement de mon idée générale sur la cérébroscopie.

Là, on voit dans les lésions anatomiques de la rétine, du nerf optique et de la choroïde, tous les signes fournis par l'ophthalmoscope au diagnostic de la *méningite simple et tuberculeuse*, de l'*hydrocéphalie chronique*, de l'*hémorrhagie cérébrale et du ramollissement*, des *tubercules et des tumeurs du cerveau*, de l'*encéphalite aiguë et chronique*, de la *cérébellite albumineuse et diabétique*, de l'*encéphalopathie saturnine*, de la *myélite*, etc. On y trouve, en plus, les lois du phénomène de cette coïncidence, c'est-à-dire la physiologie pathologique de la lésion rétino-choroïdienne, car il ne suffit pas de constater des faits, il faut en comprendre la portée et savoir en découvrir la signification. Des faits! mais c'est ce qu'il y a de plus commun. Tout le monde croit en amasser, et parmi ces faits, combien s'en trouve-t-il qui méritent ce nom?

Pour aujourd'hui, laissant de côté l'ensemble de cette séméiologie nouvelle fondée sur l'opthalmoscopie, je veux seulement attirer l'attention sur un point de ces recherches. Il est relatif aux *tubercules de la rétine et de la choroïde*, c'est-à-dire à la *névro-choroïdite tuberculeuse*, dont j'ai eu récemment un exemple sous les yeux, dans la personne de l'enfant couchée au n° 39 de la salle Sainte-Catherine.

C'est le septième fait du même genre que j'observe à l'hôpital, et j'en ai vu bien d'autres dans la ville. Il montre que lorsqu'on voit des granulations tuberculeuses au fond de l'œil, c'est qu'il y en a dans les méninges, dans le cerveau et dans les viscères. Il mérite donc d'être étudié avec soin.

Ces faits-là sont très-rares, et l'histologie nécessaire à leur étude n'a été faite pour la première fois que par moi avec M. Ordonez, sur des pièces recueillies dans mon service. Depuis lors, en 1867, des faits semblables ont été publiés en Allemagne par Manz (de Fribourg), par Bush et surtout par Conheim qui, s'inspirant de mes travaux, a reproduit toutes mes conclusions, sans prendre la peine de citer mes recherches antérieures aux siennes. Quant aux cas publiés en France et dans lesquels on a cru reconnaître des tubercules de la choroïde, le diagnostic n'ayant pas été vérifié par l'examen au microscope, ce qu'on a pris pour des tubercules de la choroïde peut très-bien n'être qu'une tuberculose de la rétine, ou seulement une forme particulière d'atrophie choroïdienne pointillée spéciale à quelques maladies du cerveau. Dans un sujet aussi nouveau et aussi difficile, tout diagnostic qui n'est pas confirmé par l'histologie ne doit être accepté qu'avec réserve.

Dans le fait récent soumis à mon observation, on a pu voir qu'avec des symptômes douteux de méningo-encéphalité, l'ophthalmoscope a permis de faire un diagnostic exact et précis qui, sans lui, restait problématique. En effet, cette petite fille, âgée de quatre ans, avait depuis l'âge de treize mois un écoulement d'oreille sans surdité qui n'avait jamais pour elle de fâcheuses conséquences. Elle était un peu sujette à s'enrhumer et à avoir de la diarrhée, mais sans être sérieusement malade. Le 29 novembre, elle a eu trois convulsions suivies de fièvre et de bronco-pneumonie avec somnolence et céphalalgie, puis ces phénomènes sont restés les mêmes et elle n'a eu ni vomissements, ni constipation, ni paralysie, ni aucune nouvelle convulsion. Tous les phénomènes cérébraux consistaient dans un peu de céphalalgie, de tristesse, de cris aigus assez rares, de somnolence et de fièvre sans irrégularité du pouls. C'est dans cet état que l'ophthalmoscope ayant fait découvrir une névro-rétinite simple, j'ai porté le diagnostic de méningo-encéphalite, et lorsque, au bout de quelques jours, ont paru les granulations blanches tuberculeuses de la choroïde, j'ai dû, à cause de cette lésion, croire à une méningo-encéphalite tuberculeuse, fait confirmé par l'autopsie. Dans ce cas donc, l'ophthalmoscope a été presque le seul moyen de diagnostic, et il n'y a aucune exagération à dire qu'il lui a au moins donné une certitude absolue.

Voilà pour le diagnostic de la maladie du cerveau, mais il n'y a pas que cela d'intéressant dans cette observation. Les causes et la marche des phénomènes ne sont pas moins curieuses à étudier, car on trouve chez cette enfant des phénomènes qui appartiennent à des maladies différentes entre lesquelles il faut choisir.

Soit une bronco-pneumonie ou pneumonie catarrhale aiguë, précédée de convulsions initiales, suivie de tuberculose miliaire aiguë gagnant les intestins, le foie, les reins, la rate, le cerveau et la choroïde, car ces granulations choroïdiennes se sont développées dans l'espace de quelques jours;

Soit une fièvre typhoïde caractérisée par les ulcérations des plaques et des follicules avec bronco-pneumonie terminée par tuberculose miliaire aiguë généralisée;

Soit une tuberculose miliaire primitive ou granulée générale, donnant lieu à des phlegmasies du cerveau, des poumons, de la rate, du foie, de l'intestin et des ganglions mésentériques;

Soit une phthisie granuleuse comme celle que j'ai décrite dans mon *Traité des maladies de l'enfance*, page 279, donnant lieu à une diathèse tuberculeuse aiguë;

Soit enfin une carie du rocher ayant produit la pachy-méningite et peut-être quelque suppuration du cerveau.

J'ai eu longtemps la pensée que l'affection du rocher était la cause première des accidents, fait très-commun chez les enfants; mais ici, l'ouverture du crâne a montré que la dure-mère était intacte et que le rocher, dur,

blanc nacré, n'avait aucune apparence de carie pouvant
produire des symptômes d'encéphalite.

L'idée d'une fièvre typhoïde ne se présente à l'esprit
qu'en raison des nombreuses ulcérations des plaques
et follicules de l'intestin compliquées de bronco-pneumonie; mais la tuberculose des ganglions mésentériques, et les granulations de l'intestin ou des autres
viscères et la durée des vingt-deux jours de maladie,
prouvent qu'il n'y a point là d'affection typhoïde. primitive, et que c'est la tuberculose miliaire qui est le point
de départ des accidents morbides aussi bien que de
l'ulcération des plaques de Peyer.

On pourrait plutôt croire que cette enfant a été prise
de pneumonie catarrhale précédée de convulsions, et
que la pneumonie a produit les granulations tuberculeuses, mais cette opinion ne serait soutenable que dans
le cas où les granulations eussent été exclusivement
renfermées dans les poumons. Comme il y en avait partout et qu'elles n'ont pu se faire en vingt-deux jours,
je crois qu'il n'y a pas eu ici de pneumonie primitive
donnant lieu à la tuberculose aiguë généralisée.

La seule interprétation qui me paraisse mériter l'as-
sentiment des cliniciens, c'est qu'il s'agit là d'une
tuberculose miliaire générale, ayant donné lieu à des
phlegmosies de même nature dans tous les tissus : 1° à
une méningo-encéphalite tuberculeuse, révélée par la
névro-choroïdite; 2° à une bronco-pneumonie granuleuse, compliquée de tuberculose médiastine; 3° à une
entérite tuberculeuse jointe au carreau ; 4° à une tuberculose du foie, des reins, de la rate; 5° même à un état
granuleux de la fibre musculaire.

C'est là un cas de tuberculose miliaire formé par la
production en quantité innombrable de granulations
tuberculeuses à tous leurs degrés de développement, et
avec tous les caractères histologiques que les premiers,

M. Charles Robin et moi, nous avons fait connaître en
1851. On y trouve : des granulations grises fibro-plastiques dans les méninges; des granulations grises épithéliales et fibro-plastiques dans les poumons; des
granulations fibro-plastiques des ganglions, et au milieu
de cela des granulations grises avec un point jaunâtre
au centre indiquant le tubercule cru ou un commencement de régression granulo-graisseuse des éléments
cellulaires; des tubercules crus, plus ou moins gros,
c'est-à-dire des tubercules gris à l'état embryonnaire,
jaunes à l'état parfait de crudité, et mous à l'état de
régression.

Au reste, si l'on veut analyser avec soin l'observation, on verra qu'il n'y a, dans ce que je viens de dire,
absolument rien qui ne soit l'expression exacte de l'ap-
préciation des causes, des symptômes et des lésions
observées chez l'enfant.

OBSERVATION I. — *Encéphalite tuberculeuse. Tuberculose générale.
Carie du rocher. Otite. Convulsions. Ophthalmoscopie. Mort. Autopsie. Tubercules de la choroïde.*

Augustine D..., âgée de quatre ans, entrée, le 2 décembre 1867,
au n° 39 de la salle Sainte-Catherine, à l'hôpital des Enfants-Malades, service de M. Bouchut.

Cette enfant, qui a eu la rougeole, est sujette à s'enrhumer et à
avoir de la diarrhée, elle a un écoulement d'oreille depuis l'âge de
trois mois, et, il y a quelques jours, le 29 novembre, elle a eu trois
fortes convulsions dans la même journée, qui ont duré cinq à six
minutes. Depuis lors, elle a eu de l'abattement, quelquefois du
coma et, par hasard, des douleurs de tête. Elle tousse et a la respiration gênée. Il y a des râles sous-crépitants dans les deux poumons, et ces râles sont plus marqués à gauche qu'à droite. La
résonnance est à peu près la même des deux côtés.

Pas de vomissements, pas de diarrhée, fièvre, pouls régulier : 132.

Pas de nouvelles convulsions ni de paralysie.

10 décembre, abattement, somnolence assez prononcée; de temps
à autre, cris aigus, plaintes, soupirs, pas de convulsions ni de paralysie, pas de vomissement, diarrhée assez abondante. L'enfant

tousse beaucoup, présente des râles sous-crépitants assez nombreux dans les deux côtés de la poitrine, surtout à gauche.

Peau chaude, pouls fréquent, régulier.

La vision paraît assez distincte; cependant, à l'*ophthalmoscope,* on constate la présence d'une forte injection sanguine du milieu de la papille, avec infiltration grisâtre de la circonférence, qui se trouve ainsi voilée et peu distincte. Les veines sont beaucoup plus apparentes que de coutume; quelques-unes sont énormément dilatées, flexueuses, et, dans leur intervalle, il y en a un très-grand nombre qui sont beaucoup plus petites.

20 décembre, l'état de l'enfant est le même, sauf l'abattement qui est plus considérable et la fièvre qui est très-vive. Même état de la toux et de la diarrhée. Les liaisons de la rétine sont les mêmes, seulement on découvre dans le côté externe *quatre granulations brillantes, larges de 1 à 4 millimètres;* l'une d'elles est traversée par un vaisseau, ce qui montre qu'elle est placée au-dessous de la rétine. Elles sont parfaitement nettes à leur circonférence et n'offrent aucune trace de pigment. Elles sont éloignées d'environ 1 centimètre de la pupille.

L'enfant meurt le **22** et l'autopsie est faite le **23**.

Le cerveau paraît un peu ramolli. La substance blanche a la consistance normale, et le ramollissement porte surtout sur la substance grise, qui est adhérente à la pie-mère et se déchire avec la plus grande facilité. Il y a un point noir dans l'hémisphère droit ou près de la corne postérieure; le ramollissement dépasse la couche corticale et forme dans la substance blanche un petit noyau gros comme le bout du doigt de substance cérébrale déchiquetée. Les ventricules ne sont pas dilatés et leur membrane pariétale est couverte d'un grand nombre de capillaires dilatés. Nulle part, il n'y a de tubercules.

La pie-mère est rouge, injectée, très-adhérente à la substance corticale, ne renferme pas de pus, ni à la convexité ni à la base, et du côté droit, elle renferme deux à trois granulations tuberculeuses, de 2 à 3 millimètres.

Le poumon droit est mou, crépitant, pâle, renferme une innombrable quantité de granulations grises, à demi transparentes, ayant autour d'elles une petite zone d'injection capillaire. Dans le lobe inférieur et postérieur, se trouvent quelques noyaux de pneumonie lobulaire.

Le poumon gauche présente les mêmes altérations, et les ganglions bronchiques sont gonflés, hypérémiés, avec de la granulation grise et jaune. Adhérences assez fortes de la plèvre à la paroi costale.

Le foie est très-volumineux, en partie jaunâtre, décoloré, gros, et renferme quelques granulations tuberculeuses.

La rate est criblée de granulations; les reins sont peu volumineux et présentent des granulations grises et quelques tubercules crus.

Dans le péritoine, pas d'adhérences. Mais les ganglions du mésentère sont tous hypertrophiés, atteints de dégénérescence grise, à demi transparente, et de matière grisâtre, d'apparence tuberculeuse crue; mais l'examen histologique a montré qu'il ne s'agissait là que d'une prolifération de cellules épithéliales et de noyaux embryo-plastiques.

Dans l'intestin, il y a sur la muqueuse de l'iléon un grand nombre de petites granulations tuberculeuses miliaires et une foule d'ulcérations occupant les follicules isolés et les plaques. Sur les follicules isolés, elles sont arrondies, irrégulières ou fractueuses, avec un fond rosé et des bords assez saillants. Sur les plaques de Peyer, l'ulcération semble formée par la réunion de plusieurs ulcérations voisines, et elles offrent les mêmes caractères.

Les muscles sont légèrement décolorés et granuleux.

Les yeux présentent l'un et l'autre, dans la choroïde, des granulations blanchâtres, composées de noyaux et de cellules fibro-plastiques, de noyaux granuleux et de quelques cellules épithéliales.

Histologie des rétines et des tubercules de la choroïde, par M. le docteur ORDONEZ. — J'ai trouvé un groupe de sept granulations tuberculeuses, comprenant toute l'épaisseur de la choroïde et adhérant à la rétine.

De ces granulations, la plus volumineuse mesurait 1 millimètre et demi; les autres variaient à peu près entre 1 millimètre et un demi-millimètre.

Examinées au microscope, ces granulations tuberculeuses étaient constituées par une grande quantité de granulations moléculaires graisseuses, parmi lesquelles flottaient des corpuscules à forme irrégulière, anguleuse en général, de volume variable, réfractant la lumière à la manière des corps gras regardés au microscope.

Il y avait en outre des granulations moléculaires grises, trèspetites, solubles dans l'acide acétique, et enfin quelques petits cristaux de phosphate ammoniaco-magnésien.

A mesure qu'on examinait les parties périphériques de ces granulations tuberculeuses, il était facile de s'assurer que les corpuscules anguleux et irréguliers, dont je viens de parler, n'étaient autre chose que les cellules polygonales de la couche interne de la choroïde à l'état de dégénérescence graisseuse, comme on l'appelle aujourd'hui, quoique l'expression soit mauvaise.

En effet, vers la partie périphérique des granulations, on trouvait les cellules pigmentaires à tous les degrés possibles d'altération ou dégénérescence graisseuse, et on pouvait suivre pas à pas les différentes transformations subies par ces éléments anatomiques, jusqu'à constituer ce qu'on appelle le corpuscule tuberculeux.

L'étude de cette pièce confirme, une fois de plus, l'opinion que nous avons depuis plusieurs années, à savoir, que le tubercule, partout où il se trouve, chez l'homme ou les animaux, est un produit de dégénérescence graisseuse.

En me livrant à une analyse clinique aussi minutieuse du fait que j'ai observé, j'ai voulu montrer les aspects variés par lesquels ce fait mérite d'occuper l'esprit du praticien et du nosographe. Il soulève différentes questions importantes de diagnostic et de nosologie, il m'a servi à établir une fois de plus l'exactitude de la loi de coïncidence des lésions névro-choroïdiennes avec les affections aiguës du cerveau, de la moelle et des méninges. Il montre enfin la preuve que des granulations tuberculeuses de la choroïde indiquent des granulations semblables du cerveau ou des autres organes, fait établi par l'ophthalmoscope et confirmé par l'examen histologique.

Tout cela est bien, mais ce n'est pas assez. Pour tirer de ce fait rare tous les enseignements qu'il comporte, je vais étudier les caractères des granulations tuberculeuses de la rétine et de la choroïde, telles qu'elles se sont offertes à moi sous l'ophthalmoscope, pour les différencier des plaques d'atrophie choroïdienne, ou seulement de l'atrophie choroïdienne miliaire.

Les tubercules de la rétine, formés par la métamorphose granulo-graisseuse des éléments normaux de la rétine, sont sous forme de petites plaques blanchâtres entièrement formés de gouttelettes de graisse. Les granulations tuberculeuses de la choroïde sont en général blanches nacrées, brillantes et comme découpées à l'emporte-pièce. Mais quelquefois elles sont blanchâtres rosées, peu distinctes. Elles paraissent, sous la lumière de l'ophthalmoscope ordinaire, deux à trois fois plus larges qu'elles ne le sont réellement, car après la mort, des granulations, très-évidentes pendant la vie, sont presque invisibles à l'œil nu sur le cadavre. J'ai même observé un cas où, après avoir constaté de fines granulations pendant la vie, je ne les ai pas retrouvées à l'autopsie, et il a fallu l'examen au microscope pour me permettre de les retrouver.

Elles varient dans leur aspect relativement à leur volume, et ont en apparence un demi à un et deux millimètres de diamètre; on les voit entre les vaisseaux de la rétine et à une certaine distance de la papille; elles sont quelquefois placées sous une veine qui les couvre et semble les diviser en deux; mais cette disposition a cela d'avantageux, qu'elle montre bien que le siége de la lésion est au-dessous de la rétine. Jusqu'ici, je n'en ai pas vu le long des vaisseaux rétiniens, comme il arrive aux exsudations de la rétinite albumineuse ni autour de la papille, comme dans l'atrophie choroïdienne simple. Assez régulièrement arrondies, leurs bords sont très-nets, et je n'en ai pas encore vu qui soient entourées d'une zone d'hyperémie bien caractérisée. Presque partout elles ont l'aspect brillant que j'ai signalé plus haut, aspect très-évident sur quelques malades et que j'ai vu dans la ville et particulièrement sur Mlle J.... que je voyais en consultation, en 1865, avec les docteurs Boucart et Poinsot.

Dans ce cas, l'enfant avait eu une forte convulsion subite suivie d'hémiplégie temporaire qui avait guéri en trois ou quatre jours sans laisser de traces, mais deux mois après elle mourait de méningite aiguë, après m'avoir offert une innombrable quantité de granulations blanches nacrées de la choroïde absolument semblables aux granulations tuberculeuses.

Je n'ai malheureusement pu faire l'autopsie de tous

les cas de ce genre qui se sont présentés à moi, puisque la plupart ont été vus chez des enfants de la ville, ou qu'à l'hôpital j'ai eu pour empêchement des oppositions de famille à l'autopsie ; mais, chez les enfants dont les yeux ont pu être examinés, M. Ordonez et moi nous avons pu voir qu'à cette apparence des granulations choroïdiennes correspondait une altération des éléments histologiques caractérisant le tubercule.

Quels sont donc les caractères de ces tubercules ? Ce sont de petits grains formés de granulations moléculaires, de noyaux libres, de cytoblastions et surtout de cellules choroïdiennes en voie de régression graisseuse, ayant perdu leur apparence polyédrique normale et infiltrés de granulations ou de petites gouttelettes de graisse. Régression granulo-graisseuse de ses éléments normaux ou pathologiques, voilà ici pour la choroïde, comme dans tous les autres organes, les caractères de la tuberculose.

Maintenant, à côté de cette lésion de la choroïde, il y en a une autre qui s'en rapproche parce qu'elle produit l'aspect granuleux de la rétine, c'est l'*atrophie choroïdienne miliaire*, lésion non décrite qui nous a trompés, M. Liebreich et moi, et qui assurément trompera d'autres observateurs. Je ne parle pas de l'atrophie choroïdienne en plaques qui est assez facile à reconnaître, et je ne veux caractériser que celle qui donne au fond de l'œil un aspect miliaire blanchâtre de sable fin distinct de l'aspect clair que présente l'œil faiblement pigmenté des sujets à cheveux blonds. Cette apparence sablée générale ne résulte pas de la présence de granulations distinctes, car à l'autopsie on n'en trouve aucune, et il n'y a sous le microscope qu'une dépigmentation anomale très-caractérisée des cellules choroïdiennes.

Voici maintenant d'autres observations qui confirment ce qui précède, et on verra, par l'étude histologique de la rétine et de la choroïde affectées de tuberculose, combien l'ophthalmoscope est utile.au diagnostic des cas de ce genre. Ici, l'étude histologique a été faite soit par M. Ordonez, soit pour l'une d'elles par M. Cornil.

OBSERVATION II. — *Méningite tuberculeuse généralisée; ophthalmoscopie; thrombose des veines de la rétine; granulations blanches tuberculeuses de la rétine.*

Victorine M...., sept ans, entrée le 24 juillet 1866 au n° 12 de la salle Sainte-Catherine, à l'hôpital des Enfants (M. Bouchut).

Cette enfant, sur laquelle on n'a pas de renseignements, a été amenée par une voisine qui a dit que l'enfant vomissait beaucoup depuis quatre jours, et l'on ne savait pas si elle avait eu des évacuations alvines.

Depuis vingt-quatre heures elle n'a pas vomi et n'a pas été à la garde-robe. Elle se plaint de céphalalgie frontale, ne crie pas, n'est pas endormie, a le ventre un peu rétracté et le pouls inégal, irrégulier, intermittent, 72.

Ophthalmoscopie. — L'examen du fond de l'œil indique du côté gauche un peu de décoloration de la choroïde ou atrophie choroïdienne, la dilatation de quelques veines rétiniennes, un peu d'atrophie papillaire, et à la partie inférieure deux granulations allongées, blanches, juxtaposées qui semblent placées sous la rétine, parce que des vaisseaux se trouvent en avant. Une troisième granulation se trouve en dehors, et il y en a une masse de plus petites sur le fond de la rétine. Du côté droit il y a de l'hyperémie papillaire et un peu d'infiltration séreuse du côté externe.

Deux sangsues sont appliquées aux apophyses mastoïdes.

Le 26, même état. Deux nouvelles sangsues.

27 juillet. Les sangsues ont coulé pendant une heure.

L'enfant a été agitée cette nuit, ne crie pas, a quelques grincements de dents, la respiration ralentie, le ventre rétracté, pas de soupirs.

Elle est un peu somnolente, offre du strabisme divergent, sans prolapsus de la paupière; il est impossible de savoir si elle a des troubles visuels. Peu de soif, un vomissement; pas de garde-robe depuis l'entrée à_l'hôpital.

Le pouls très-lent, inégal, irrégulier, 56. Julep avec *iodure de potassium*, 2 grammes.

28 juillet. Plusieurs vomissements, deux garde-robes liquides.

Un peu de somnolence. Pas de cris ni de soupirs. Même état du pouls, 56 pulsations.

Julep avec *iodure de potassium*, 2 grammes.

Cette enfant est restée dans le même état pendant plusieurs jours, toujours assoupie, ayant cependant sa connaissance et pouvant boire, ne vomissant pas, allant à la garde-robe, ne poussant pas de cris et n'ayant ni convulsions, ni paralysie. Le pouls cessa d'être irrégulier, intermittent, prit une fréquence excessive, et c'est dans cette situation que l'enfant succomba le 6 août.

Autopsie vingt-quatre heures après la mort.

Cerveau. Le cerveau semble tuméfié et comprimé dans la dure-mère, et les deux feuillets de l'arachnoïde, extrêmement secs, sont collés l'un à l'autre.

La *pie-mère* est fort injectée, très-rouge, surtout par places, au côté externe des hémisphères, et les veines méningées paraissent très-nombreuses et distendues par le sang.

Les *sinus de la dure-mère* sont également remplis de sang liquide sans caillots.

Les circonvolutions sont aplaties, adhérentes à la pie-mère, légèrement ramollies à la surface. La substance grise présente une coloration rosée due à l'hyperémie capillaire.

La substance blanche présente une injection considérable, sans ramollissement appréciable.

Les ventricules latéraux ne sont pas dilatés et les parois sont peu ramollies.

Nulle part il n'y a de tubercules.

Dans la scissure du Sylvius, des deux côtés et à la base dans l'hexagone cérébral et à la partie supérieure du cervelet, la pie-mère est infiltrée de pus jaune verdâtre; elle renferme çà et là des granulutions grises demi-transparentes qu'on retrouve également très-nombreuses dans les plexus choroïdes, et quelques-unes sont éparses sur la face externe du cerveau aux environs du lobe moyen.

Examen des yeux au microscope, par E. Ordonez. — *L'œil gauche* présente une atrophie choroïdienne très-bien caractérisée.

La couche interne de cette membrane (celle qu'on appelle le vernis de la choroïde) n'existe plus. On en trouve dans la préparation quelques rares cellules presque entièrement dépigmentées. La couche externe (ou *lamina fusca*) existe partout, mais évidemment les granulations pigmentaires sont beaucoup plus pâles qu'à l'état normal.

Dans la rétine, j'ai trouvé à une certaine distance autour de la papille, trois petits groupes légèrement jaunâtres, visibles même à l'œil nu avec un peu d'attention; à la loupe, leurs contours un peu diffus devenaient facilement saisissables. Ces points, examinés au microscope, étaient totalement composés de granulations de graisse, même de gouttelettes assez volumineuses.

Les différentes couches de la rétine ne présentaient rien de remarquable, si ce n'est la couche de myélocites au milieu de laquelle on voyait quelques-uns de ces éléments avoir un volume parfois triple du volume normal, presque transparents et parfaitement sphériques.

Rien de particulier du côté des vaisseaux sanguins.

Œil droit. Les veines sont très-gorgées de sang, et la circulation est en effet interrompue par places, chose dont il est très-facile de s'assurer par la simple dissection à la loupe.

Le *chiasma* des nerfs optiques ne présente rien de particulier.

Cette enfant était amenée à l'hôpital par des personnes qui ne pouvaient fournir sur elle d'autre renseignement que celui d'une maladie récente datant de quatre jours, et accompagnée de vomissements. Ce fut tout. Au bout de vingt-quatre heures, il n'y avait eu ni vomissements ni évacuations alvines. Il n'y avait pas de somnolence. Tout se bornait à de la céphalalgie et à de notables irrégularités du pouls qui était ralenti.

C'est dans ces conditions qu'il fallut faire un diagnostic. L'idée d'une méningite se présenta à mon esprit ; mais comment se prononcer sur un aussi petit nombre de symptômes? C'était fort chanceux. Eh bien ! ce que l'étude des troubles fonctionnels ne permettait pas de faire, l'ophthalmoscope l'autorisait. Après avoir constaté la *névro-rétinite tuberculeuse* et l'atrophie papillaire déjà ancienne, et une névrite partielle du côté droit, je conclus à l'existence d'une méningite tuberculeuse, et l'autopsie a vérifié la justesse de ce diagnostic.

De plus, l'histologie de l'œil, que je dois à l'obligeance de M. Ordonez, établit une parfaite concordance entre la recherche cadavérique et les résultats de l'examen à l'ophthalmoscope fait pendant la vie. J'ai pu ainsi savoir quelle était la structure de ces plaques blanches de la méningite, que jamais encore personne n'avait étudiée de cette manière. Ce sont des tubercules miliaires formés de granulations graisseuses dues à la régression des éléments normaux de la rétine.

OBSERVATION III. — *Méningite tuberculeuse de la convexité; tuberculose générale ; névrite optique ; tubercule de la choroïde.*

V... Louise, âgée de vingt-quatre mois, est entrée le 6 avrı 1867 dans le service de M. Bouchut, au n° 40 de la salle Sainte-Catherine, à l'hôpital des Enfants-Malades.

Cette enfant, depuis le 3 avril, a des vomissements, de la constipation et un peu d'abattement.

État actuel. — Enfant petite, peu développée, somnolente, poussant des soupirs et des cris aigus de frayeur; soif fréquente, vomissements répétés, une garde-robe moulée. Toux peu fréquente; bonne résonnance de la poitrine; pas de râles ; agitation, insomnie, plaintes continuelles, mâchonnement fréquent, peau modérément chaude. Pouls inégal, irrégulier, intermittent. Ventre flasque, sans élasticité ni dépression, laissant voir les circonvolutions intestinales à travers les parois abdominales.

Dans les yeux il y a une infiltration séreuse de la papille, à gauche, qui en marque tout le côté externe; veines tortueuses et très-dilatées, et en dehors de la macula une granulation grise, brillante, assez large.

11 avril. Pas de vomissements, pas de garde-robe, moins de cris, pas de grincements de dents, toujours des soupirs. Depuis hier, il y a une hémiplégie incomplète à droite; peau chaude, pouls petit, irrégulier, moins fréquent, 140.

13 avril. L'enfant est dans les convulsions générales ; elle est accablée; yeux ouverts, mais ne paraît pas voir. Hémiplégie droite, et dans le membre supérieur gauche, convulsions cloniques.

14 avril. Les convulsions ont cessé et il y a une demi-paralysie générale dans les quatre membres, même état dans les yeux. Les deux poumons sont le siége de râles muqueux très-abondants. Peau modérément chaude, pouls très-fréquent, petit, à peine appréciable.

Autopsie. — La *pie-mère*, fort congestionnée, adhère aux circonvolutions cérébrales qui sont ramollies à la surface. Elle était infiltrée de sérosité opaline, à peine purulente, et ne présentait de pus et quelques granulations tuberculeuses que dans la scissure interhémisphérique et sur la face interne de l'hémisphère gauche.

A la base et dans la scissure de Sylvius, il n'y a point d'infiltration purulente ni de granulations tuberculeuses. Les ventricules latéraux sont dilatés, leurs parois ramollies.

Dans les *poumons* existent un certain nombre de granulations tuberculeuses.

Dans l'*œil gauche* existe, dans l'épaisseur de la choroïde, une granulation saillante, dure, jaune verdâtre, du volume d'une très-grosse tête d'épingle, entourée d'une petite zone d'hypérémie et formée de matière tuberculeuse.

Les autres organes n'offrent rien de particulier.

Réflexions. — Le diagnostic n'a pas été ici un seul instant douteux, tant sous le rapport des symptômes habituels que sous celui des signes ophthalmoscopiques. Relativement à ces derniers, les seuls dont je m'occupe en ce moment, l'enfant a offert, dès l'instant de son entrée à l'hôpital, une névrite optique bien caractérisée à gauche par la diffusion de la papille, par une infiltration péripapillaire grisâtre évidente, par la dilatation et la flexuosité des veines rétiniennes, et enfin par une granulation blanchâtre tuberculeuse sous-rétinienne.

Cette altération nous montrait un tubercule de la choroïde chez un sujet qui avait une méningite soupçonnée tuberculeuse, et l'autopsie a montré en effet que la lésion de l'œil indiquait bien celle des méninges.

Cette altération existait à l'œil gauche, tandis que dans l'œil droit il n'y avait que des altérations moins avancées et pas de granulations. J'en ai conclu que la lésion des méninges et du cerveau était plus considérable à gauche, dans l'hémisphère correspondant à l'œil le plus malade. Cela était vrai, car à l'autopsie on ne trouva qu'une infiltration tuberculeuse de l'hémisphère gauche au-dessus du corps calleux. Pendant la vie, on avait constaté d'ailleurs une hémiplégie incomplète et passagère du côté droit.

Ce fait est extrêmement curieux et révèle une fois de plus l'exactitude de ma loi de coïncidence des lésions intra-oculaires avec les lésions cérébrales. En effet, il y a eu ici infiltration péripapillaire et tuberculose choroïdienne chez un enfant qui avait une méningo-encéphalite tuberculeuse. La lésion de l'œil aurait pu suffire à l'établissement du diagnostic, mais nous ne lui avons pas donné cette importance, et nous ne la signalons que pour compléter l'ensemble des symptômes offerts par la malade.

OBSERVATION IV. — *Méningite tuberculeuse. Tuberculose générale. Tubercules de la choroïde.*

Louise M..., âgée de cinq ans, entrée le 24 juin 1868, à la salle Sainte-Catherine, n° 48, service de M. Bouchut. Cette enfant tousse depuis deux ans, et on ne sait quelles maladies elle a pu avoir. Depuis quinze jours, elle est plus malade et garde le lit; mais ce qu'elle a éprouvé semble avoir passé inaperçu, et on l'amène dans l'état suivant :

Décubitus dorsal, fièvre considérable ; température axillaire : 38°,8 ; pouls petit, fréquent, sans irrégularité : 168 ; rougeur assez vive du visage ; souffrance vague de toutes les parties du corps, et l'enfant crie dès qu'on la touche. Un peu de somnolence, pas de grincements de dents ni de soupirs. De temps à autre, plaintes bruyantes. Nulle part, il n'y a de convulsions. Point de paralysie ni de strabisme.

Soif assez fréquente ; pas de vomissements. Constipation depuis vingt-quatre heures. Ventre un peu tendu ; sans excavation des parois.

Toux fréquente, sèche, bonne résonnance de la poitrine. Des deux côtés, il y a un peu de râles sibilants, et quelquefois muqueux.

Les yeux présentent une grande dilatation des veines, dans les deux côtés, avec flexuosités, dilatations variqueuses sur quelques points et plusieurs granulations tuberculeuses de la choroïde. La papille, un peu moins œdématiée au côté externe, est blanchâtre et un peu atrophiée du côté interne ; du côté droit, il y a, en dedans de la papille, une plaque blanchâtre de 5 à 6 millimètres, dont les bords se fondent insensiblement avec les parties voisines ; dans le voisinage se trouvent plusieurs autres granulations plus petites, brillantes et dont les bords sont très-distincts. Sulfate de quinine : 1 gramme.

28 juin. Pas de vomissements ni de garde-robes ; pas de cris ni de soupirs ; pas de convulsions ni de paralysie. Il y a seulement de l'hyperesthésie cutanée générale. Le décubitus est latéral. L'enfant urine assez fréquemment. Peau modérément chaude : 37°,5 ; pouls : 164.

Sulfate de quinine : 1 gramme.

Le soir, l'enfant a été prise de convulsions et a succombé.

Autopsie. — Les *sinus de la dure-mère* présentent une certaine quantité de sang liquide, avec des caillots noirs, mous, récents.

Le *cerveau* est distendu; les circonvolutions déprimées, aplaties; les hémisphères fluctuants par le liquide des ventricules cérébraux. qui s'échappe clair et limpide par le plancher du sous-ventricule, au moment où l'on enlève le cerveau. La substance cérébrale est ramollie, ainsi que le corps calleux, la voûte à trois piliers et les parois des ventricules. Elle adhère à la pie-mère et lui reste accolée, quand on enlève cette membrane. Dans le cervelet, à la partie interne de la scissure, dans le lobe gauche, existe un tubercule jaune verdâtre cru, du volume d'un noyau de cerise et placé très-superficiellement et enveloppé de toute part par la substance nerveuse.

La *pie-mère* est fort injectée, adhérente aux circonvolutions, présente partout une infiltration purulente, bien caractérisée. A la convexité de l'encéphale, l'infiltration existe le long des vaisseaux, dans l'intervalle des circonvolutions, et il y a çà et là quelques granulations semi-transparentes et, sur un point du lobe gauche, un petit tubercule cru. A la base, dans l'espace interpédonculaire, l'infiltration est un peu plus épaisse, et dans les scissures, elle n'est pas très-prononcée. Là, il n'y a point de granulation tuberculeuse.

Les *deux poumons* présentent, au milieu d'une congestion très-intense, générale, un grand nombre de tubercules. Les uns, à l'état de granulations miliaires grises, demi-transparentes, sans altération du tissu pulmonaire voisin ; les autres, à l'état de granulations jaunes crues ; d'autres, à l'état de granulations agglomérées, séparées par du tissu pulmonaire dur, enflammé; dans plusieurs de ces masses, on trouve comme un tubercule cru, jaunâtre, dur, où l'on reconnaît la présence multiple de granulations associées. Aux deux sommets enfin, quelques-unes de ces masses se ramollissent et forment des cavernules et même une caverne grosse comme une noisette.

Les *plèvres* sont vascularisées, sans granulations, sans épanchement, et leurs deux feuillets adhérents l'un à l'autre.

Les ganglions bronchiques sont nombreux et, pour la plupart, tuberculeux.

Dans le *foie* existent plusieurs petits kystes biliaires, gros comme un noyau de cerise, et plusieurs tubercules crus.

La *rate* présente plusieurs tubercules intérieurs, et à la surface péritonéale, un grand nombre de granulations isolées et agglomérées.

Le *péritoine* ne renferme pas de granulations; mais les ganglions du mésentère sont un peu hypertrophiés, et quelques-uns tuberculeux.

La *papille* est fortement infiltrée de sérosité, qui en marque les contours ; les veines sont encoré larges, nombreuses et remplies de sang noir.

Dans les *deux choroïdes*, on trouve plusieurs granulations tuberculeuses, blanchâtres, fines, d'inégal volume, ayant au plus 1 millimètre de diamètre. Ces granulations ont été examinées par M. Cornil.

La *choroïde* ayant été isolée et étendue sur une lame de verre, les granulations, blanches, semi-transparentes à l'œil nu, examinées au microscope, à un grossissement de 40 diamètres, se présentaient comme des masses arrondies assez régulières à leur pourtour. Sur les plus volumineuses et les mieux développées, la partie centrale était complétement dépigmentée, et le bord seul se confondait insensiblement par sa couleur avec la choroïde. Une de ces granulations, naissante, très-petite, à peine visible à l'œil nu, n'était pas tout à fait blanche et montrait encore des cellules de la choroïde, moins pigmentées, il est vrai, que dans les portions voisines et normales de cette membrane. Dans aucun des points de ces granulations on ne voyait de vaisseaux, tandis que dans la choroïde voisine les vaisseaux étaient remplis de globules rouges. A ce faible grossissement, les granulations paraissaient constituées par un amas globuleux d'éléments sphériques d'autant plus petits qu'on les examinait de la périphérie à la partie centrale. Le centre de la plus volumineuse de ces petites tumeurs était légèrement opaque.

La même préparation, rendue plus transparente par l'addition d'une goutte de glycérine et examinée à un grossissement de 200 diamètres, nous a montré les détails suivants :

A la périphérie des granulations on perdait la trace des vaisseaux capillaires de la choroïde. Les cellules étoilées et pigmentées de cette membrane devenaient plus rares, et on trouvait quelques-unes de ces cellules sans pigment. En outre, une grande quantité de cellules embryonaires sphériques, finement granulées et munies d'un noyau, se montraient suivant une disposition qui reproduisait celle des vaisseaux capillaires sanguins. Ces éléments mesuraient de 0,008 à 0,009.

Lorsque de la périphérie on avançait vers *le centre* de la graulation, on voyait ces éléments confluer, se toucher tous, séparés seulement par une matière amorphe, et s'atrophier de façon à ne mesurer que 0,006 ou 0,005. Dans cette zone il n'y avait plus d'éléments pigmentés ni de cellules étoilées de la choroïde.

Au centre même des plus grosses granulations, les éléments atrophiés étaient pâles et contenaient quelques granulations graisseuses très-fines.

Ces faits, constatés d'abord en examinant la choroïde étendue simplement sur une lame de verre, ont été corroborés par l'examen après dilacération de l'une des granulations. Par ce procédé, en effet, nous avons pu apprécier la résistance que présentait le tubercule à la dissociation; nous avons constaté la forme arrondie, les dimensions de ses éléments plus volumineux dans la zone périphérique qu'au centre, leur cohésion les uns avec les autres et l'existence de la matière unissante.

Par cet examen, nous avons pu nous assurer que les granulations tuberculeuses de la choroïde ne différaient en rien de celles des autres organes, et que le mode d'agglomération et d'union des éléments, leur nature, leur tendance à s'atrophier et à devenir granuleux au centre des nodosités, la nature de la substance unissante, étaient les mêmes que dans le poumon et dans les séreuses. Là aussi les vaisseaux sont devenus imperméables au sang. (*Note de M. Cornil.*)

Réflexions. — Ce fait est presque un triomphe pour l'induction cérébroscopique. Il n'y avait aucun symptôme de méningite au moment de l'arrivée à l'hôpital. On pouvait soupçonner l'existence de la méningite, mais il n'était pas permis de faire plus. C'est dans ces conditions que l'examen de l'œil, faisant découvrir une névro-rétinite bien caractérisée avec choroïdite tuberculeuse, m'a autorisé à formuler le diagnostic certain de méningite tuberculeuse, qui a été confirmé par l'évolution ultérieure des symptômes, par la mort et par l'autopsie dans laquelle on a pu voir les tubercules de la choroïde observés pendant la vie avec l'ophthalmoscope.

OBSERVATION V. — *Tubercules de la choroïde et méningite tuberculeuse.*

P..., âgé de cinq ans, rue Sainte-Placide, 28, vu le 7 juillet 1868 avec le docteur Robinet, avait été un mois triste et abattu. Puis depuis cinq jours il vomissait, avait de la constipation, de la céphalée, et le pouls intermittent 68.

Assis sur les genoux de sa mère, répondant à toute question et sans somnolence, il n'avait ni strabisme, ni paralysie, ni convulsions.

Je l'examinai à l'ophthalmoscope, et je trouvai une infiltration séreuse partielle de la papille, des veines rétiniennes dilatées flexueuses avec une thrombose et plusieurs taches blanchâtres rosées choroïdiennes ayant de 1 à 4 millimètres de diamètre, entourées d'une zone congestive et à bords peu distincts. C'étaient des granulations encore dans l'épaisseur de la choroïde et ne faisant pas encore une trop forte saillie à la surface.

La méningite a continué sa marche, et l'enfant est mort au bout de quelques jours.

OBSERVATION VI. — *Méningo-encéphalite chronique; atrophie papillaire et granulations miliaires de la rétine.*

Vers le 19 juillet 1868, à la consultation de l'hôpital des Enfants-Malades (M. Bouchut), L... (Auguste), sachant lire et parlant très-bien, a été, il y a un an, pris peu à peu, sans cause appréciable, d'affaiblissement de la parole, de l'intelligence et de la motilité. Il a eu des vomissements, était échauffé, avait de la fièvre, faisait des soupirs, ne poussait pas de cris, se plaignait de la tête et n'a pas eu de convulsions. Il est resté au lit pendant un mois.

Aujourd'hui il est dans un état d'imbécillité assez grand, se tenant debout, mais marchant à peine. Ses mains serrent incomplétement les objets et il ne peut plus manger seul.

Il voit à peine clair, ses yeux ont un peu de strabisme divergent, et les pupilles un peu contractiles sont également dilatées.

L'enfant n'a pas de fièvre, ne vomit plus, et paraît d'ailleurs en assez bon état.

Ses yeux, examinés à l'ophthalmoscope, présentent une infiltration de la pupille qui la cache au côté externe, et au côté interne il y a un peu d'atrophie. Les vaisseaux sont assez nombreux, peu dilatés, et la rétine offre un grand nombre de granulations blanches, disséminées sur tout le fond de l'œil. Cet enfant n'a pas été revu après la consultation.

Réflexions. — Dans ce cas, où le mal n'a pas été assez grave pour permettre de vérifier le diagnostic après la mort, il est certain qu'il y a eu, un an avant la venue à l'hôpital, une maladie aiguë ayant duré pendant un mois et qui a présenté la plupart des symptômes de la méningo-encéphalite.

Les troubles de l'intelligence, des sens et du mouvement qui ont persisté après la guérison, prouvent encore en faveur de ce diagnostic, car on ne peut expliquer autrement que par une encéphalite chronique l'imbécillité, la paralysie incomplète, le strabisme divergent et l'amaurose.

Au moment de la consultation l'enfant était encore dans la même position, et il avait des lésions du nerf optique et de la rétine qui ne s'expliquent que par une maladie du cerveau. En effet, la papille était en partie atrophiée, en partie œdémateuse, et toute la rétine était couverte de granulations miliaires blanches, que chez d'autres malades on a pu étudier et reconnaître comme étant formées de granulations moléculaires graisseuses dues à la régression des éléments normaux de la rétine.

OBSERVATION VII. — *Méningite de la base chez un tuberculeux ; névrite optique ; autopsie ; infiltration fibrineuse de la pupille ; hémorrhagie rétinienne ; granulations tuberculeuses de la rétine ; atrophie choroïdienne.*

V... Clémentine, 2 ans, est entrée le 25 septembre 1867 au n° 31 de la salle Sainte-Catherine à l'hôpital des Enfants-Malades. Service de M. Bouchut.

Cette enfant, qui n'avait encore eu aucune maladie, est souffrante depuis huit jours. Depuis plus longtemps, il est vrai, son caractère n'est plus le même, elle est triste, irascible, mais ce n'est que depuis vendredi dernier qu'elle se plaint. Presque toujours assoupie, elle pousse de temps à autre des cris, et a parfois une respiration suspirieuse.

Elle vomit tout ce qu'elle prend, surtout les boissons, ne va pas à la garde-robe, et il y a deux jours elle a eu des convulsions assez fortes.

Au moment de l'entrée, intelligence conservée ; pas de convulsions ni de paralysie. Quelques vomissements, constipation, quelques soupirs, plaintes continuelles, pouls inégal, irrégulier, intermittent, 80 pulsations.

Les mêmes symptômes ont persisté durant deux jours, puis il y eut une forte convulsion hémiplégique droite avec déviation latéralisée des yeux à gauche. Cette convulsion a duré une heure et demie et a disparu sans laisser de traces.

Les yeux présentaient à l'ophthalmoscope une infiltration sanguine, séreuse, papillaire, partielle, marquant le côté externe de la papille sans dilatation ni flexuosité des veines, avec une apparence de quelques granulations miliaires très-fines de la rétine ou de la choroïde. Le lendemain de la convulsion, l'infiltration sérosanguine de la papille avait beaucoup augmenté, les veines avaient doublé de volume et étaient devenues flexueuses sans hémorrhagie. La choroïde était infiniment plus colorée. La lésion était plus marquée dans l'œil gauche que dans l'œil droit.

Cet état a persisté jusqu'au jour de la mort, et cette terminaison a eu lieu sans nouvelle convulsion, sans paralysie, et l'enfant, ayant toute sa connaissance, le 6 octobre, c'est-à-dire 11 jours après son entrée.

La lésion des yeux ayant augmenté d'une façon très-appréciable sur la papille qui était complétement masquée par une infiltration gris-rosé fort étendue ; il y avait en outre une dilatation persistante des veines rétiniennes avec caillots intérieurs, avec flexuosités des petites veines, et enfin on revoyait des granulations de la rétine qui étaient très-peu apparentes.

Autopsie. — Le *cerveau* est fortement distendu, comprimé entre un épanchement ventriculaire et la voûte crânienne, les circonvolutions sont aplaties et les hémisphères fluctuants.

La *pie-mère* est rouge, fortement congestionnée, adhérente à la substance grise dont elle s'enlève avec difficulté en amenant à elle la substance cérébrale. Elle est opaline, épaissie dans l'espace interpédonculaire, à l'hexagone cérébral et dans la scissure gauche de Sylvius, ainsi que sur la partie supérieure du cervelet où elle renferme un peu de pus.

Nulle part on n'y voit de granulations tuberculeuses. A la superficie du cerveau, les veines méningées sont distendues par du sang noir, épais, coagulé sur plusieurs points et dans le sinus longitudinal supérieur existe un long caillot noirâtre en partie décoloré.

La *substance cérébrale* paraît saine, quoique un peu molle, et les ventricules latéraux sont remplis par une énorme quantité de sérosité ayant ramolli les parois ventriculaires et les ayant réduits à l'état pulpeux. Cette substance, pas plus que celle du cervelet, ne renferme de tubercules.

Les *poumons* présentent un peu de congestion chronique à leur partie postérieure avec quelques granulations tuberculeuses, et la face supérieure du diaphragme est criblée de ces granulations.

Dans l'abdomen, il n'y a rien de particulier.

Examen histologique des yeux, par Ordonez. — J'ai trouvé, dans la rétine, trois petits points grisâtres : examinés au microscope, ces petits dépôts étaient composés de granulations moléculaires et de petits débris d'éléments anatomiques de la rétine altérés. Il est évident que les granulations moléculaires doivent être le résultat d'une altération d'éléments plus avancée.

Sur le trajet d'une toute petite veine de la rétine, j'ai trouvé un petit foyer hémorrhagique.

La couche interne de la choroïde avait disparu presque partout, mais principalement dans le segment postérieur de l'œil.

La diffusion de la papille était due à l'interposition d'une assez forte proportion de matière amorphe coagulable par l'alcool.

Réflexions. — Chez cette enfant, la méningite n'a pas été un seul instant douteuse, et dès l'arrivée à l'hôpital, les symptômes étaient évidents. Mais il n'y a pas eu d'autres symptômes que des vomissements, de la constipation, des cris aigus, de l'irrégularité avec inter-mittence du pouls, et une convulsion passagère, car l'enfant n'a pas eu de paralysie, de coma, et est morte en pleine connaissance et demandant à boire. En même temps, un commencement de névro-rétinite pouvait être constaté, et elle a augmenté les jours suivants en persis-tant jusqu'à la mort.

Caractérisée par une infiltration fibrineuse, d'abord partielle, puis générale de la papille, par dilatation et flexuosité des veines, stase veineuse et quelques granu-lations rétiniennes, elle a pu être constatée par diffé-rentes personnes, et paraissait plus marquée à gauche qu'à droite dans l'œil correspondant à l'hémisphère le plus malade.

Ces lésions ont été vérifiées par l'autopsie et par l'exa-men fait au microscope par M. Ordonez; mais cet ana-tomiste a découvert en plus une lésion que l'on n'avait pas vue pendant la vie, c'est-à-dire une petite hémor-rhagie rétinienne.

OBSERVATION VIII. — *Tubercules de la choroïde; tuberculose générale et méningite tuberculeuse.*

Émilie B...., âgée de quatorze ans, entrée le 16 février, au n° 14 de la salle Sainte-Catherine, à l'hôpital des Enfants-Malades.

Cette enfant, née de parents bien portants, est pour la première fois malade.

Elle est grande, forte, brune, pubère, mais non encore réglée. Elle a eu pendant un mois des maux de tête généralisés, de la di-plopie passagère et des malaises; peu d'appétit, mais ces accidents ne l'empêchèrent pas de travailler.

Puis elle a été prise de vomissements, de diarrhée, avec un peu de stupeur et de fièvre. On crut à une fièvre typhoïde, lorsqu'un matin, elle eut un peu de strabisme convergent et de la diplopie.

A ce moment, elle avait encore mal à la tête; la vision et l'ouïe distincts; pas d'appétit, pas de vomissement et des garde-robes naturelles. Elle avait assez de forces pour se lever et aller au cabinet. Un peu de somnolence; mémoire et intelligence intactes. Le pouls régulier, 88. Les poumons et les voies digestives paraissent en bon état.

A ce moment l'ophthalmoscopie révéla une hyperémie partielle de la papille droite, voilant tout le côté externe; un trouble des humeurs de l'œil; un peu de dilatation des veines, avec quelques stases sanguines.

A la partie inférieure de la papille, sous une veine, se trouve une petite tache blanche, mal circonscrite, d'environ 8 millimètres de diamètre et placée dans la choroïde.

Du *sulfate de quinine* fut alors administré, à la dose de 1 gramme et 1 gr. 50 c. L'ensemble des symptômes ne fut pas sensiblement modifié; mais il y eut dans le fond de l'œil une décoloration assez marquée de la choroïde et un resserrement des veines rétiniennes.

Le lendemain, à la diplopie se joignit une aphasie momentanée complète, venue par degrés et durant quelques heures.

Les jours suivants, l'enfant reste un peu somnolente avec quelques douleurs de tête peu intenses et conservant toute son intelligence. Elle n'eut plus d'aphasie ni de surdité; il n'y eut ni convulsions ni paralysie autre que celle qui avait produit un peu de strabisme. Les boissons passaient avec facilité, sans vomissement, et il n'y avait qu'un peu de constipation, qui fut combattue facilement par les purgatifs.

Son pouls devient irrégulier, intermittent, variant de 88 à 92. Le fond des yeux, examiné à l'ophthalmoscope, resta dans le même état. La choroïde pâlit un peu sous l'influence du sulfate de quinine, et la tache blanche de la choroïde parut être très-apparente.

L'enfant s'est affaiblie davantage sans se plaindre et sans pousser de cris; la somnolence a été plus considérable, et pendant la nuit, à quatre heures du matin, elle a pâli et s'est éteinte sans crises.

Autopsie, trente-huit heures après la mort, par un temps assez froid, de 4°.

Cerveau. Le cerveau paraît distendu par du liquide et comprimé par la voûte du crâne. Ses circonvolutions sont aplaties et ses ventricules énormément dilatés, notamment le ventricule gauche, dont les parois sont ramollies et réduites à l'état crémeux. Les plexus choroïdes sont rouges et renferment un petit kyste transparent, jaunâtre, du volume d'un grain de chènevis. Partout, la substance cérébrale a perdu sa consistance et adhère aux membranes d'enveloppe plus que cela ne doit être.

La *pie-mère,* très-rouge, est infiltrée de sérosité jaunâtre, opaline, purulente à la convexité, au niveau des anfractuosités du cerveau.

Elle n'est pas plus altérée dans les scissures; mais à la base, dans l'hexagone cérébral, elle est fortement infiltrée de pus opaque, jaune verdâtre, cachant le chiasma des nerfs optiques. Il en est de même sur la protubérance et à la partie supérieure du cervelet. Dans les scissures, elle n'est qu'épaissie, à peine infiltrée de pus, et faiblement granuleuse; on y voit quelques nodules miliaires de tubercules gris, demi-transparents, ayant le volume d'une pointe d'épingle.

Les veines et capillaires de la scissure, qu'on voit sous l'arachnoïde, sont très-dilatées, variqueuses et flexueuses, contournées de la façon la plus rare et la plus caractérisée. Les veines méningées sont distendues par le sang et par des caillots, ainsi que les *sinus de la dure-mère* où se trouvent des caillots décolorés, durs et adhérents, surtout dans le longitudinal supérieur.

Les *rétines*, épaissies au niveau de la papille, cachent les contours du nerf optique; leurs veines sont nombreuses, distendues, et le sang, interrompu par places, y forme çà et là des thromboses.

La *choroïde* présente une plaque isolée d'atrophie de la couche pigmentaire, large de 4 millimètres, visible à travers la rétine et traversée par une veine rétinienne. Du côté gauche, elle présente trois granulations grisâtres, fines et saillantes, entourées d'une zone rouge d'arborisation capillaire, tandis qu'à droite, il n'y en a que deux, et l'une d'elles, située près de la papille, est celle qui avait été vue pendant la vie au moyen de l'ophthalmoscope.

Ces granulations colorées avec le carmin, se présentent sous le microscope comme le résultat d'une accumulation de petits éléments conjonctifs, jeunes, entourés d'une zone de prolifération semblable, qui donne au pourtour une teinte plus colorée et plus foncée qu'au centre où la couleur est claire.

Les *poumons sont farcis* de milliards de granulations fines, grises, demi-transparentes ou jaunes opaques, isolées et pressées les unes contre les autres dans un tissu alvéolaire; faciès à peine congestionné.

Les *plèvres* sont couvertes de granulations semblables, qui correspondent aux nodules tuberculeux des poumons. Ce sont de fines granulations grisâtres de pleurite sèche, qu'on enlève aisément par le raclage.

Le *foie* est très-volumineux, gras, et ne renferme pas de granulations.

Les *reins* sont remplis de granulations tuberculeuses, ainsi que la *rate*, mais il n'y en a pas dans l'intestin.

Réflexions. — Ce fait montre toute l'importance de l'ophthalmoscopie appliquée au diagnostic des maladies cérébro-spinales et des diathèses. Une erreur avait été commise. D'après quelques symptômes particuliers de vomissements suivis de diarrhée et de fièvre avec stupeur et de faible céphalalgie, M. Bouchut avait pensé qu'il assistait à un début de fièvre typhoïde dont les phénomènes étaient peu accusés. Leur marche d'ailleurs assez lente fit naître quelques doutes, et c'est alors qu'ayant recours à l'ophthalmoscope, M. Bouchut découvrit un double œdème papillaire partiel avec hyperémie locale, stase veineuse et un commencement de tuberculose choroïdienne. Dès cet instant, le diagnostic rectifié était établi. Le médecin avait vu dans le cerveau. Il avait trouvé, dans l'œil, les preuves d'une phlegmasie cérébrale, d'un obstacle à la circulation méningée, et enfin l'indice d'une diathèse tuberculeuse se révélant par une méningite. Toutes ces inductions faites à un moment où les symptômes n'avaient encore rien de caractérisé, où la malade avait toute son intelligence, pouvait se lever et marcher dans la salle jusqu'au cabinet, conservait de l'appétit, et n'avait que peu de fièvre, étaient d'une grande importance diagnostique et pronostique. L'événement a confirmé leur exactitude, car ces présages de mort bientôt réalisés ont permis de constater la rigueur de cette loi qui veut qu'avec des tubercules de la choroïde il y en ait toujours dans le cerveau ou dans les autres viscères.

OBSERVATION IX. — *Tubercules de la choroïde et tubercules cérébraux compliqués d'encéphalite aiguë apoplectique. Mort en trois jours.*

M. de R..., âgé de trente-deux ans, avait deux petites filles habituellement bien portantes et lui, très-brun, était, quoique petit, d'une constitution athlétique et vigoureuse. — il avait eu un abcès froid à l'âge de dix-huit ans, mais cet accident n'avait laissé aucune trace.

L'une de ces petites filles, atteinte de bronchite aiguë depuis quelques jours, prit une cuillerée à café de sirop d'ipécacuanha, et le même jour, tombant en convulsions, elle mourut, au bout de quelques heures.

L'autre tomba malade le jour de la mort de sa sœur. Elle eut la fièvre, une angine, puis la scarlatine, aussitôt après une double pneumonie lobaire, et après cinq mois de maladie, on la crut guérie. Elle restait très-faible avec une forte hypertrophie du foie. Puis elle se mit à tousser, eut de la fièvre et mourut presque subitement en 24 heures.

Le père eut alors de violentes douleurs de tête à la tempe droite, qu'on crut névralgiques à cause de leur périodicité quotidienne. Malgré le sulfate de quinine, ces douleurs persistèrent et bientôt s'accompagnèrent de surdité de l'oreille droite. Au bout de deux mois, ces douleurs qui n'avaient pas cessé devinrent plus violentes et le malade perdit connaissance, tomba dans un violent délire fébrile. Je le vis et, avec l'ophthalmoscope, je constatai de très-nombreuses granulations tuberculeuses sur les deux choroïdes. Il mourut le troisième jour.

Réflexions. — Dans ce cas, il est bien évident que le père avait des tubercules du cerveau et du rocher en rapport avec l'abcès froid qu'il avait eu dans sa jeunesse. Sa fille, morte de convulsions presque subitement, devait avoir hérité de cette disposition et avait quelques tubercules du cerveau.

Quant à l'autre enfant, elle avait une pneumonie chronique probablement tuberculeuse, et son foie était gros, hypertrophié et atteint de dégénérescence graisseuse, comme cela arrive dans les maladies chroniques du poumon.

Je ne puis avoir la prétention de vous avoir fait connaître tout ce qui est relatif à la tuberculose de la choroïde et à ses rapports avec les tubercules du cerveau ou avec la tuberculose générale, car le sujet, à peine exploré, a besoin d'être étudié patiemment et longuement. Mais, comme à l'étranger ou en France, d'autres personnes s'inspirent des recherches que je fais publi quement à l'hôpital ou de mes leçons pour publier des faits analogues sans indiquer mes travaux, j'ai cru devoir, en rappelant toutes les dates, montrer dans tous leurs détails cliniques et histologiques ces nouveaux cas de choroïdite tuberculeuse annonçant une méningo-encéphalite de même nature. Ce sont des faits qui viennent prendre leur place à côté de ceux que j'ai fait connaître précédemment, et ce sont les plus complets qui existent dans la science ; car le diagnostic porté pendant la vie a été vérifié sur le cadavre et dans les laboratoires de M. Robin, de M. Ordonez ou de M. Cornil, par l'examen au microscope fait par les personnes compétentes.

En résumé :

1° Il y a des tubercules de la choroïde et de la rétine qui annoncent soit une méningite tuberculeuse, soit une tuberculose généralisée ;

2° Quand un fébricitant présente des troubles de l'intelligence, du mouvement et du sentiment, et qu'il offre en même temps des granulations tuberculeuses de la choroïde, on peut conclure à l'existence d'une méningite tuberculeuse ;

3° Les tubercules de la choroïde et de la rétine sont une des plus rares manifestations de la diathèse tuberculeuse ;

4° Les tubercules de la choroïde se montrent sous forme de granulations miliaires blanches, quelquefois brillantes et nacrées ;

5° La régression granulo-graisseuse des cellules choroïdiennes est l'origine des tubercules de la choroïde.